OBSERVATIONS

SUR DEUX CAS DE

HERNIES ABDOMINALES ÉTRANGLÉES,

PRÉCÉDÉES

D'UNE NOTICE SUR LES HERNIES EN GÉNÉRAL.

OBSERVATIONS

SUR DEUX CAS

DE HERNIES ABDOMINALES

ÉTRANGLÉES,

PRÉCÉDÉES

D'UNE NOTICE SUR LES HERNIES EN GÉNÉRAL ;

Par M. Urbain Picquet fils,

Médecin à Chatillon de Michaille.

———◆———

LYON,

IMPRIMERIE TYPO-LITHOGRAPHIQUE DE MOUGIN-RUSAND,

Halles de la Grenette.

1841.

OBSERVATIONS

SUR DEUX CAS DE

HERNIES ABDOMINALES

ÉTRANGLÉES,

PRÉCÉDÉES

D'UNE NOTICE SUR LES HERNIES EN GÉNÉRAL ;

PAR M. URBAIN PICQUET FILS,

Médecin à Chatillon de Michaille.

———◆———

Toute tumeur faisant saillie à l'extérieur de l'une des trois grandes cavités (la tête, la poitrine et le ventre), s'appelle une hernie, si elle est formée par un organe, ou bien seulement par une portion d'organe, qui, tantôt en s'épanouissant, a fait céder la résistance des parties contenues, tantôt s'est frayé une issue à travers des ouvertures naturelles devenues trop grandes.

Les hernies prennent différents noms suivant leur siége et les viscères qu'elles renferment ; ainsi, la hernie du cerveau s'appelle encéphalocèle ; celle qui est située à la circonférence de la poitrine, hernie du poumon ou pneumocèle ; mais ces deux espèces sont rares. Le mouvement de la locomotion du cerveau est à peine sensible et peu susceptible de surmonter la force de résistance de l'enceinte osseuse avec laquelle il est en contact. Quelquefois cependant on observe une semblable hernie se développant sous l'influence d'un travail morbide, toujours très-grave, d'une désorganisation, et par suite d'une végétation de la substance de cet organe. Les annales de la chirurgie mentionnent aussi quelques exemples de hernies du cerveau chez des enfants, produites par un défaut d'ossification des angles osseux autour des fontanelles. Les hernies du poumon ne sont guère plus fréquentes, en raison de l'obstacle qu'opposent à sa sortie les plans osseux, musculaires et cartilagineux de la cavité thoracique.

Il n'en est pas de même des hernies abdominales; elles seules forment une série notable dans cette myriade de maux qui pèsent sur l'humanité. On nomme vulgairement une hernie de ce genre, descente, effort; leur fréquence, le nombre de leurs espèces, s'expliquent par les solutions diverses de continuité que présentent les parois internes de la grande cavité abdominale.

Ces solutions de continuité naturelles ou anormales, facilitent singulièrement la formation des tumeurs herniaires.

Dans cette cavité sont situés les organes sécréteurs de la bile, du suc pancréatique, de l'urine ; les nombreuses circonvolutions des viscères de la digestion, une grande partie des organes de la génération chez la femme ; et tous ces organes, ainsi que l'épiploon, cette sorte de frange membraneuse dont l'étendue varie, mais qui souvent se porte de l'estomac jusqu'au bas de l'hypogastre (partie inférieure du bas-ventre); tous ces organes, dis-je, peuvent se déplacer et produire des hernies.

Voici les dénominations techniques de ces affections :

1° Hernies épigastriques ; c'est-à-dire, situées sur la région de l'estomac ; assez souvent c'est l'estomac seul qui fait une saillie sur telle ou telle partie de cette région ; d'autres fois cet organe est confondu dans la hernie avec d'autres viscères abdominaux ;

2° Hernies ombilicales, omphalocèles, exomphales; elles ont lieu aux environs de l'ombilic ou à travers son ouverture;

3° Hernies sous-ombilicales, dites hypogastriques ; elles surviennent au-dessous de l'ombilic;

4° Hernies ischiatiques ; elles existent sur la région des fesses, elles sont très-profondes et par conséquent difficiles à reconnaître ;

5° Hernies périnéales; elles paraissent au périnée (partie inférieure du tronc, espace compris entre l'anus et les parties génitales) : celles-ci se pratiquent une issue à travers le muscle releveur de l'anus;

6° Hernies vaginales ; les viscères, dans cette hernie, passent à travers les parois du vagin (canal membraneux, situé chez la femme entre la vessie et le rectum) ;

7° Hernies sous-pubiennes; elles se forment sous le pubis (partie moyenne de la région inférieure du bas-ventre); c'est à travers l'ouverture qui existe sous cette région que les viscères s'engagent ;

8° Hernies sus-pubiennes, dites inguinales ; les organes s'échappent par le canal dit inguinal, qui traverse obliquement en bas, en dedans et en avant, la région inférieure et antérieure du bas-ventre ; ces hernies s'appellent bubonocèles quand elles sont d'un petit volume, scrotales chez l'homme quand elles tombent dans le scrotum, vulvaires chez la femme lorsqu'elles pénètrent dans les grandes lèvres;

9° Hernies fémorales ou crurales; les viscères dans celles-ci franchissent le canal crural ; elles forment une tumeur à la partie moyenne du pli de la cuisse : les femmes y sont plus exposées que les hommes ;

10° Hernies diaphragmatiques ; les organes s'échappent à travers le muscle diaphragme (muscle mince et large, formant une cloison entre la poitrine et le ventre).

Les accidents que ces maladies occasionnent consistent, lorsqu'elles sont réductibles, en des tiraillements, des nausées, des douleurs très-vives, du trouble dans la digestion ; lorsqu'elles sont étranglées, c'est-à-dire, dans le cas de constriction opérée par l'anneau sur l'intestin, en des vomissements fréquents, une tension considérable du ventre, le froid glacial des extrémités, le hoquet, des douleurs atroces dans l'abdomen, l'irrégularité, la petitesse du pouls, la décomposition des traits du visage, et ces derniers symptômes seraient presque toujours suivis de la mort, ou d'une infirmité dégoûtante appelée anus contre nature, sans le secours puissant de l'art chirurgical.

Les hernies inguinales et crurales sont beaucoup plus fréquentes que les autres ; quelquefois elles sont doubles ; dans ce cas, elles affectent le côté droit et le côté gauche.

Toutes les hernies abdominales, sans exception, ont un sac formé par une portion d'une membrane qui enveloppe les viscères contenus dans la cavité du ventre. Le fond d'un sac herniaire est ordinairement évasé, son orifice présente un repli tranchant ; le cul du sac est la partie étroite et allongée qui existe entre le fond et l'orifice.

Les causes de ces affections sont assez souvent difficiles à saisir. Quelquefois les hernies sont héréditaires ; elles naissent au contraire chez certaines personnes sans causes bien appréciables ; mais parmi les causes générales, les unes agissent en affaiblissant la résistance des parois internes du bas-ventre, telles par exemple, que la grossesse, l'hydropisie, l'obésité ; les autres, en augmentant l'effort des viscères contre l'enceinte abdominale ; au nombre de celles-ci on range les professions pénibles, l'action de lever de pesants fardeaux, l'équitation, les vomissements violents, la toux, l'accouchement laborieux.

Les signes auxquels on peut, en général, reconnaître une hernie sont les suivants : vis-à-vis de l'une des ouvertures naturelles du bas-ventre, ou bien sur une région dont les parois internes sont faibles, on rencontre une tumeur indolente, sans changement de couleur à la peau ; le volume de cette tumeur varie selon la position que prend le malade ; elle est développée, tendue, dans la station ver_ ticale, dans l'état de plénitude de l'estomac ; au contraire, elle est déprimée et molle dans la position horizontale.

Une hernie est réductible ou irréductible : réductible, lorsque à l'aide de pressions méthodiques, les viscères rentrent en totalité dans la cavité abdominale ; irréductible, lorsque, par les mêmes procédés, les organes ne peuvent être réduits, ou bien ne le sont que partiellement ; dans ce dernier cas, voici ce que l'on observe : ce qui reste au dehors est immobile, et ne présente aucune modification sous l'influence des commotions imprimées au bas-ventre par la toux ou par l'éternuement.

Le traitement des hernies simples dites libres, consiste dans une opération appelée taxis. Pour l'exécuter, il faut faire prendre au malade une position susceptible de mettre les muscles dans un grand relâchement, pratiquer des saignées, si l'état du malade le permet, prescrire les bains et les narcotiques à l'intérieur ; on embrasse ensuite d'une main la base de la tumeur, et de l'autre, soutenant son pédicule, on cherche avec la première à répartir également les intestins qu'elle contient, et à les vider dans l'abdomen, en pressant doucement.

La hernie étant réduite, c'est à l'aide d'un bandage que l'on préviendra un nouveau déplacement. Un bandage bien appliqué doit réunir les conditions suivantes : la pression qu'il exerce sur l'ouverture herniaire doit être continue, modérée, mais cependant assez forte pour contenir les viscères, sans confondre les téguments. Au reste, il faut avouer que les meilleurs bandages ne sont que des moyens palliatifs, et qu'ils n'opèrent une cure radicale que chez un très-petit nombre de malades.

Chez les enfants, on se borne à contenir la tumeur au moyen d'une pelote de linge placée sur l'ouverture, soutenue par les tours d'une bande de futaine ou de cuir, et ce moyen simple, longtemps continué, suffit souvent pour obtenir la guérison.

Une hernie simple ne constitue une maladie grave qu'autant qu'on l'abandonne à la nature ou que les bandages sont défectuenx.

Il n'en est pas ainsi d'une hernie irréductible, celle-ci détermine fréquemment des gastro-entérites, des coliques et une foule d'autres accidents, dont les plus redoutables sont l'engouement et l'étranglement; on appelle engouement l'amas des matières fécales dans une anse d'intestin comprise dans la tumeur herniaire ; l'étranglement est la constriction exercée par les anneaux inférieurs et quelquefois par les anneaux supérieurs, sur les intestins auxquels ils livrent passage : ce dernier accident n'est malheureusement que trop fréquent. Le médecin qui est appelé pour un cas de cette espèce, doit, dans les premiers moments, se hâter d'employer tous les moyens connus pour dégager l'intestin ; mais si ses efforts sont infructueux, l'opération est la seule ancre de salut pour le malade. Il devra la faire de bonne heure, avant que les viscères soient frappés de gangrène. La mort ou la production d'un anus contre nature, seraient ici le résultat de son hésitation.

Cette opération est entourée d'écueils, il est vrai ; mais avec une connaissance exacte de l'anatomie de la région sur laquelle on la pratique, on peut les éviter.

Je me suis vu dans la nécessité d'y recourir chez deux malades, dont voici les observations que j'ai cru devoir publier, attendu que j'ai rencontré des complications rares.

1re Observation. Le 19 mars 1840, mes soins furent réclamés par le sieur G. Charbonnier, âgé de 25 ans, d'un tempérament robuste, demeurant à trois lieues de ma résidence ; il était en proie depuis quatre jours à des douleurs abdominales très-vives, occasionnées par une hernie inguinale étranglée du côté droit. Voici les renseignements que je recueillis : à l'âge de six ou sept ans, le malade fit une chute dans laquelle ses testicules furent fortement comprimés contre des pierres, et il résulta de cet accident une incontinence d'urine qu'il garda pendant un mois ; on n'y opposa aucun traitement ; huit ans après il fit une nouvelle chute du haut d'un arbre ; la branche sur laquelle reposaient ses pieds s'étant rompue, il saisit l'arbre avec ses bras, et glissa rapidement jusque sur le sol ; dans ce trajet, ses parties rencontrèrent plusieurs branches qui déterminèrent des plaies graves aux bourses, dont la guérison se fit long-temps attendre ; depuis lors, le testicule droit fut plus volumineux que le gauche ; deux ans après, le malade s'aperçut que ses intestins s'engageaient dans l'anneau, cas pour lequel il fut libéré du service militaire.

Le 16 mars, G. se leva le matin bien portant pour se rendre dans une forêt de sapins ; là, à la suite de violents efforts qu'il fit en traînant du bois qui était engagé entre des arbres, il ressentit d'abord de légères coliques qui partaient de l'hypogastre ; il n'en continua pas moins son travail ; mais arrivé près de son habitation, les douleurs devinrent extrêmement vives ; le malade, dont le corps était incliné, ne pouvait reprendre la position verticale. Il se coucha : le décubitus dorsal était impossible, et il éprouvait des douleurs cruelles lorsqu'il voulait exécuter le moindre mouvement.

A mon arrivée , le **19** , je remarquai les symptômes suivants : figure pâle, décomposée , ventre météorisé et douloureux à la plus légère pression, vomissements de matières stercorales , pouls petit et accéléré , hoquet fréquent et soif inextinguible ; la tumeur herniaire était du volume du poing , pas trop molle , sans changement appréciable de couleur à la peau ; je pratiquai une large saignée, après quoi je tentai la réduction , mais sans succès. Bains, lavements , application de sangsues sur la tumeur, antispasmodiques , application de la glace , tout fut également inutile. C'est alors que je fis appeler un confrère qui n'arriva que le jour suivant, à midi ; il exerça aussi le taxis et ne fut pas plus heureux que moi. Le malade était découragé ; ses forces s'épuisaient rapidement ; la tension de l'abdomen était énorme , et le froid commençait à envahir les extrémités. Nous décidâmes l'opération. Je la pratiquai d'après les procédés ordinaires. Après une dissection minutieuse , j'arrivai sur le sac ; nous aperçumes au bas de celui-ci une tumeur du volume d'un gros œuf ; lorsque nous fûmes bien convaincus qu'elle ne communiquait pas avec le sac herniaire et qu'elle contenait un liquide , je l'ouvris, il s'en écoula environ trois onces d'une sérosité jaunâtre ; cela fait, je procédai à l'ouverture du sac ; je le soulevai au moyen d'une pince à sa partie inférieure et antérieure , puis j'incisai en dédalant un petit lambeau lenticulaire. J'introduisis dans cette ouverture une sonde cannelée ; je glissai sur celle-ci un bistouri droit , et ouvris le sac dans toute son étendue ; l'intestin grêle fut mis à découvert, il était très-rouge, brun, en un mot, dans un état voisin de la gangrène. N'ayant pu introduire l'extrémité du doigt indicateur dans l'anneau , j'y portai l'auriculaire de la main gauche, je plaçai sur celui-ci le dos d'un bistouri boutonné , et je débridai en haut ; néanmoins , quoique le débridement fut assez considérable je ne pus faire rentrer l'anse d'intestin.

Alors il me vint à l'esprit que peut-être il y avait étranglement de l'anneau interne, particularité rencontrée deux fois par mon père. Pour m'en assurer, j'introduisis le doigt auriculaire de la main gauche dans le canal inguinal; il ne parvint à son extrémité qu'avec beaucoup de peine; le canal était rétréci, et je pus me convaincre qu'en effet l'étranglement de l'anneau supérieur était tout aussi considérable que celui dont je venais de faire le débridement; alors, sans retirer le doigt, je fis glisser mon bistouri boutonné, qui ne pénétra dans l'abdomen qu'avec la plus grande difficulté; je tournai le tranchant en haut, puis j'incisai en pressant et en sciant le canal dans toute sa longueur.

Aucun accident ne survint, et je pus faire rentrer facilement l'anse d'intestin. La plaie fut pansée méthodiquement. Deux heures après cette longue et difficile opération, le malade rendit plusieurs selles très-copieuses : la nuit fut bonne. A la levée du premier appareil, la plaie m'offrit un aspect satisfaisant; le ventre était effacé, peu douloureux, la fièvre presque nulle. Le dix-neuvième jour, la cicatrisation était si complète, que le malade put aller, sans me consulter, à une demi-lieue de sa résidence, et revenir sans inconvénient. Depuis cette époque, j'ai eu occasion de revoir plusieurs fois le malade; il porte un bandage, et se trouve, m'a-t-il dit, mieux à son aise qu'avant l'opération.

2e Observation. Une femme, âgée de 64 ans, me fit appeler le 17 juillet 1840. Elle éprouvait depuis trois jours des douleurs atroces déterminées par l'étranglement d'une hernie crurale du côté gauche. J'observai le cortége ordinaire de symptômes mentionné dans l'observation précédente.

La tumeur herniaire était de la grosseur d'un petit œuf de forme sphérique.

La malade m'apprit qu'à l'âge de 44 ans elle eut une

parturition très-pénible, dans laquelle elle fit de violents efforts ; qu'à partir de ce moment, les intestins franchissaient l'anneau crural et rentraient dans l'abdomen aussitôt qu'on exerçait une pression sur la tumeur. Elle consulta quelques années après un homme de l'art qui lui procura un bandage.

Le 14 juillet, la malade ayant mangé vers midi des aliments indigestes, fut prise dans la soirée de violentes coliques, une anse d'intestin s'engagea dans l'anneau, et ce fut en vain qu'elle fit, selon son habitude, des tentatives de réductions.

Les accidents, à partir du 14 jusqu'au 17, jour de ma première visite, allèrent toujours en augmentant. J'employai sans succès durant plusieurs heures, tous les moyens connus, dans le but de réduire la tumeur ; alors, sans plus attendre, je n'hésitai point d'en venir à l'opération, bien convaincu que les chances de succès sont plus grandes lorsqu'on opère promptement.

J'étais assisté de M. Guinet, ancien chirurgien major des armées. L'opération réussit très-bien, elle ne fut pas longue.

Je ne rencontrai dans le sac herniaire qu'une anse d'intestin grise, rouge et enflammée ; après le débridement je la fis rentrer sans difficulté et les douleurs cessèrent à l'instant. Une compresse fenêtrée enduite de cérat, de la charpie, d'autres compresses par-dessus, tout cela fut maintenu par un bandage roulé. Des coussins furent placés sous les cuisses, dans le but de les maintenir fléchies sur le ventre.

Avant de quitter la malade, nous lui recommandâmes expressément, ainsi qu'à ses gardes, de ne point toucher au bandage, de le contenir avec les mains, si la malade faisait des efforts, soit en allant du ventre, soit pour toute autre chose ; mais ces précautions ayant été négligées, et les gardes ayant eu l'imprudence de défaire le bandage pour condescendre au désir de la malade, les intestins s'engagèrent de nouveau dans l'anneau, et tous les symptômes d'étranglement reparurent. Inquiet sur l'état de mon opérée, je partis dans la nuit et j'arrivai auprès d'elle vers deux heures du matin ; je la trouvai dans une position affreuse et difficile à décrire, elle vomissait à chaque instant des matiéres fécales ; le hoquet, les coliques ne la quittaient point, le découragement était extrême. Une masse énorme d'intestins grêles soulevaient le bandage qu'on avait défait ; ces intestins étaient distendus, très-rouges, phlogosés, il me fut tout à fait impossible de les faire rentrer ; j'eus recours dès lors au bistouri, et j'opérai seul, au milieu des cris de la malade et de toute la famille, un débridement assez considérable. Cela fait, je réduisis, mais avec difficulté, cette masse d'intestins, après quoi je réappliquai le bandage roulé. Les douleurs se calmèrent un peu ; mais les vomissements et le hoquet continuèrent jusqu'au lendemain. Je me hâtai d'établir plusieurs points d'irritations sur les extrémités inférieures, je prescrivis la diète la plus sévère, la tisane de mauve, et je recouvris le ventre de compresses imbibées d'une décoction émolliente. Le lendemain 19, la malade était plus tranquille, le hoquet avait disparu, les coliques ne se renouvelaient pas si souvent, mais le ventre était plus douloureux et plus élevé que la veille ; le pouls était à 120, petit, profond ; la malade avait eu du délire dans la nuit.

Les 20 et 21, même état ; le 22, elle eut plusieurs selles copieuses à la suite d'un lavement émollient. Depuis lors, amélioration. Le quatrième jour je levai l'appareil, la plaie était dans un bon état. Trois semaines après l'opération, la malade commençait à se lever, et ne tarda pas à reprendre ses travaux habituels.

L'accident que j'ai eu à combattre chez cette dernière malade, et dont j'ai conjuré avec bonheur les conséquences funestes, prouve de plus en plus combien l'art de guérir est entravé dans les campagnes. Le médecin a constamment à lutter contre l'ignorance, l'indocilité, les préjugés ou l'imprudence du malade et de son entourage. Là, au milieu de pareilles intelligences, le zèle, l'activité, la patience et la surveillance sont des qualités indispensables au médecin qui est jaloux d'obtenir quelques succès. Le médecin de ville, au contraire, est compris, il exerce son art au milieu d'esprits éclairés, il n'est pas sans cesse en haleine pour surveiller l'exécution des moyens qu'il prescrit; en un mot, il n'a pas, comme le médecin de campagne, autant de dégoûts à essuyer.

FIN.